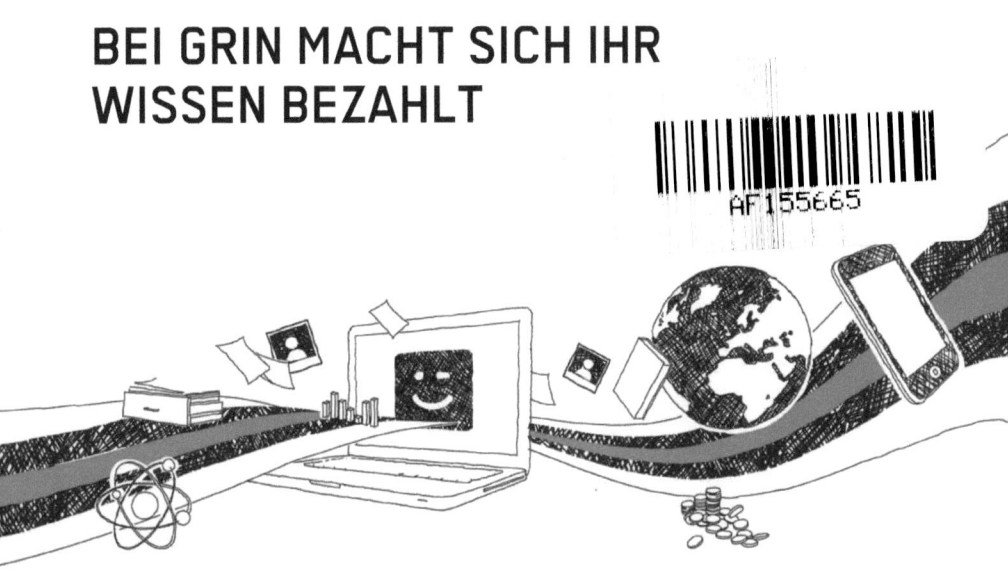
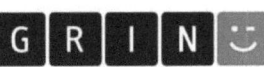

Psychologie des Gesundheitsverhaltens. Betriebliches Gesundheitsmanagement

Yen Nguyen

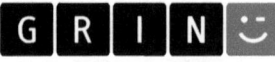

Bibliografische Information der Deutschen Nationalbibliothek:

Die Deutsche Nationalbibliothek verzeichnet diese Publikation in der Deutschen Nationalbibliografie; detaillierte bibliografische Daten sind im Internet über http://dnb.d-nb.de abrufbar.

ISBN: 9783346429315
Dieses Buch ist auch als E-Book erhältlich.

© GRIN Publishing GmbH
Nymphenburger Straße 86
80636 München

Druck und Bindung: Books on Demand GmbH, Norderstedt Germany
Gedruckt auf säurefreiem Papier aus verantwortungsvollen Quellen

Das vorliegende Werk wurde sorgfältig erarbeitet. Dennoch übernehmen Autoren und Verlag für die Richtigkeit von Angaben, Hinweisen, Links und Ratschlägen sowie eventuelle Druckfehler keine Haftung.

Das Buch bei GRIN: https://www.grin.com/document/1026363

+Deutsche Hochschule für
Prävention und Gesundheitsmanagement
Hermann Neuberger Sportschule 3
66123 Saarbrücken

Einsendeaufgabe

Fachmodul:	Psychologie des Gesundheitsverhaltens
Studiengang:	Betriebliches Gesundheitsmanagement
Datum **Präsenzphase:**	11.03. - 13.03. 2019
Name, Vorname:	Nguyen, Hoang Yen
Studienort:	**Hamburg-Harburg**
Semester:	**WS 2018**

Inhaltsverzeichnis

1 AUFGABE 1 - SELBSTWIRKSAMKEITSERWARTUNG 4

1.1 Definition „Selbstwirksamkeitserwartung"...4

1.2 Spezifische Selbstwirksamkeitserwartung in Bezug auf gesunde Ernährung...................4

1.3 Vergleich wissenschaftlicher Studien zum Thema „Selbstwirksamkeitserwartung"............5

2 LITERATURRECHERCHE ZUM THEMA „ERNÄHRUNGSVERHALTEN" 8

2.1 Definition „Ernährungsverhalten"...8

2.2 Theoretische Grundlagen 8

   2.2.1 Physiologische Determinanten 9

   2.2.2 Psychologische Determinanten 9

   2.2.3 Soziokulturelle Determinanten..9

2.3 Gesundheitsfördernde Ernährung 10

2.4 Präventions- und Interventionsprogramme zur Reduktion von Gesundheitsrisiken 10

2.5 Konsequenzen für eine gesundheitsorientierte Beratung..11

3 BERATUNGSGESPRÄCH ZUM THEMA „ÜBERGEWICHT".................. 11

3.1 Kundendaten 11

3.2 Das Transtheoretische Modell (TTM)..12

   3.2.1 Einordnung in den Prozess der Verhaltensänderung...12

   3.2.2 Gesundheitspsychologische Ziele der Beratung...12

3.3 Rolle des Beraters...13

3.4 Gesprächsverlauf am Fallbeispiel..13

4 LITERATURVERZEICHNIS 18

5 ABBILDUNGS- UND TABELLENVERZEICHNIS 19

5.1 Abbildungsverzeichnis..19

5.2   Tabellenverzeichnis...19

1 Aufgabe 1 - Selbstwirksamkeitserwartung

1.1 Definition „Selbstwirksamkeitserwartung"

Die Selbstwirksamkeitserwartung oder auch Kompetenzerwartung ist die individuelle, unterschiedlich ausgeprägte Überzeugung, mithilfe der eigenen Kompetenzen und Fähigkeiten bestimmte Situationen und Herausforderungen bewältigen zu können. (Warner, 2014, S.1406)

1.2 Spezifische Selbstwirksamkeitserwartung in Bezug auf gesunde Ernährung

Das nachfolgende Diagramm stellt die subjektive Selbstwirksamkeitserwartung fünf Befragter zum Thema „gesunde Ernährung" dar. Dieses wurde mithilfe eines Fragebogens erfasst und die Ergebnisse summiert. Von den Befragten sind Person 1, 2 und 3 in der Fitness- und Gesundheitsbranche beruflich tätig und Person 4 und 5 nicht.

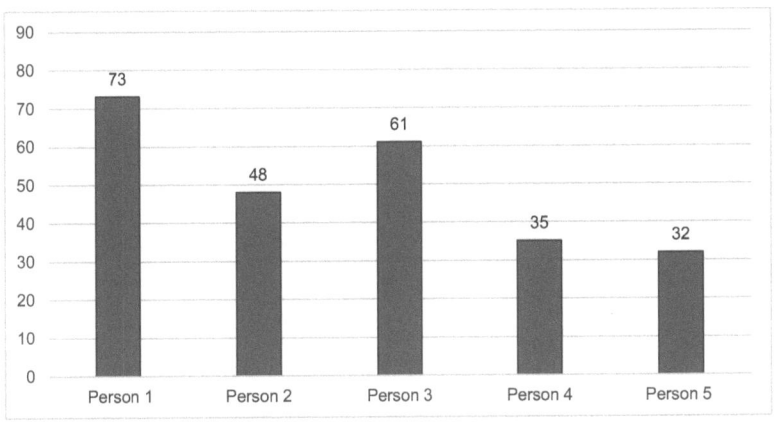

Abb. 1: Auswertung des Fragebogens zur spezifischen Selbstwirksamkeitserwartung zum Thema „gesunde Ernährung" (eigene Darstellung, 2019)

Anhand des Diagramms lässt sich ableiten, dass Person 1 und 3 eine stark ausgeprägte, Person 2 eine eher mittelmäßig ausgeprägte und Person 4 und 5 eine gering ausgeprägte

Selbstwirksamkeitserwartung in Bezug auf die Ernährung aufweisen. Dies bedeutet, dass die erste Personengruppe, spricht Person 1, 2 und 3, selbstsicherer, handlungsüberzeugter und erfolgsorientierter hinsichtlich ihres Ernährungsverhaltens agieren und die zweite Personengruppe, bestehend aus Person 4 und 5, diesbezüglich relativ unsicher in ihrer Entscheidung ist und die eigenen Kompetenzen zur Bewältigung der Herausforderungen für vergleichsweise gering einschätzt.

Letztlich lässt sich schlussfolgern, dass die Personengruppe, die in der Fitness- und Gesundheitsbranche arbeiten, eine deutlich höhere Selbstwirksamkeitserwartung im Hinblick auf das Ernährungsverhalten, als die Personen aus anderen Berufsfeldern, besitzt. Mögliche Gründe dafür sind, dass sich die erste Personengruppe, aufgrund ihrer beruflichen Tätigkeit, täglich mit dem Thema Ernährung auseinandersetzt und Fachwissen darüber besitzt, welches sie ebenso im Alltag anwendet. Die zweite Personengruppe hat demnach wahrscheinlich mangelndes Wissen in Bezug auf die gesunde Ernährung, weshalb diese Personen ein tendenziell niedriges Selbstwirksamkeitsgefühl bei Handlungsentscheidungen zum Thema Ernährung aufweisen.

1.3 Vergleich wissenschaftlicher Studien zum Thema „Selbstwirksamkeitserwartung"

Die nachfolgende Tabelle stellt zwei wissenschaftlichen Studien zum Thema „Selbstwirksamkeitserwartung" dar.

Tab. 1: Wissenschaftliche Studien zum Thema „Selbstwirksamkeitserwartung" (eigene Darstellung, 2019)

	Dohnke, Müller-Fahrnow & Knäuper (2006)	Schneider & Rief (2007)
Fragestellung	1. Welche Bedeutung haben Ergebnis- und Selbstwirksamkeitserwartung für den Verlauf und die Ergebnisse medizinischer Reha-Maßnahmen von Patientin	1. Führen Therapieerfolge in Schmerzbewältigung und Beeinträchtigung zur Verbesserung der Selbstwirksamkeitserwartung von Patienten?

	und dessen Reha-Ergebnissen am Reha-Ende? 2. Kann das Ausmaß der Erwartungstypen zu Beginn der Reha Maßnahmen durch körperliche Beschwerden, psychisches Wohlbefinden sowie unterschiedlicher behandlungsbezogener Erfahrungen beeinflusst werden?	2. Welchen relativen Beitrag bewirken Erfolge in den Bereichen zur Steigerung der Selbstwirksamkeitserwartungen?
Stichprobe	Es handelt sich bei dieser Studie um insgesamt 1065 Stichproben an Patienten, mit einem Durchschnittsalter von ca. 64,5 Jahren, die in 13 orthopädischen Reha-Kliniken durchgeführt wurden. Die Zeitspanne der Reha Maßnahmen betrug 22, 64 Tage. Die Patienten haben alle die Hauptdiagnose „Hüftarthrose".	Hierbei geht es um eine Studie mit 316 Patienten, im Durchschnittsalter von ca. 47, 9 Jahren, die in der Erdal Klinik, durchgeführt wurde. Alle Patienten haben die Hauptdiagnose „anhaltende somatoforme Schmerzstörung". Die Durchschnittliche Behandlungsdauer betrug 38,4 Tage. Die Studie wurde im Zeitraum zwischen April 2001 und Juli 2003 durchgeführt.
Materialien/Test	Die Patienten füllten zu Reha-Beginn (T1), nach Reha-Ende (T2) und sechs Monate nach ihrer Entlassung (T3) einen Fragebogen. Die Fragebögen zum Zeitpunkt T1 und T2 beziehen sich auf Alter, Geschlecht, Schmerzen und	Alle Probanden erhielten einen Fragebogen zur psychologischen Routinediagnostik der Klinik, nachdem sie aufgenommen und entlassen wurden. Daraufhin wurden mithilfe von Strukturgleichungsmodellen im Rahmen konfirmatorischer Pfadanalysen die Daten

	eingeschränkte ADL-Funktionen. Zudem bezog sich der Fragebogen T1 auf Ergebnis- und Selbstwirksamkeitserwartung, über Depressivität und behandlungsbezogenen Erfahrungen sowie Arztangaben zum körperlichen Gesundheitszustand zu Zeitpunkt T1. Im Fragebogen zu Zeitpunkt T3 wurden 11 numerische Skalen für drei verschiedene Situationen in der das operierte Hüft-TEP angestrengt wird, generiert.	analysiert und kreuzvalidiert.
Untersuchungsdesign	Multizentrische Längschittstudie	Feldstudie
Hauptergebnisse	1. Patienten mit einer höheren Selbstwirksamkeitserwartung und einer positiveren Ergebniserwartung zu Anfang der Reha Maßnahme, hatten am Ende bessere Reha-Ergebnisse. 2. Alle Kontrollvariablen die Patientenerwartungen signifikant beeinflussen.	1. Eine Verbesserung der Schmerzbewätigungsstragtegie hat eine positive, steigende Wirkung auf die Selbstwirksamkeitserwartung. 2. Eine Verbesserung hinsichtlich der psychischen und physischen Beeinträchtigungen, führen zu einer Steigerung der Selbstwirksamkeitserwartung.

Die wissenschaftlichen Studien zum Thema Selbstwirksamkeitserwartung, legen jeweils dar, dass die individuelle Ergebnis- und Selbstwirksamkeitserwartung zu positiveren Ergebnissen hinsichtlich Therapien, führen. Jedoch hätte in der Studie von Dohnke, Müller-Fahrnow & Knäuper ebenso in Betracht gezogen werden können, inwiefern sich positive

Reha-Ergebnisse auf die Selbstwirksamkeitserwartung auswirkt. Andersrum hätte bei Schneider & Rief Studie die jeweilig andere Methodik für eine weitere Probantengruppe in Erwägung gezogen werden können, um deuten zu können, ob die vorherige Ausprägung der Selbstwirksamkeitserwartung Auswirkungen auf die Resultate der Schmerzbewältigungsstrategie hat. Zudem wurden bei beiden Studien lediglich Erwachsene ab einem Alter von ca. 45 Jahren gewählt, weshalb das Studienergebnis nicht allgemeingültig ist und die Ergebnisse bei Kindern, Jugendlichen und junger Erwachsener eventuell anders aussehen könnten.

2 Literaturrecherche zum Thema „Ernährungsverhalten"

2.1 Definition „Ernährungsverhalten"

Das Ernährungsverhalten beschreibt die Gesamtheit willentlicher, spontaner oder gewohnheitsmäßiger Handlungsvollzüge von Individuen oder sozialen Gruppen, mit denen Nahrung beschafft, zubereitet, verzehrt und nachbereitet wird. Die Dimensionen Gesundheit, Umwelt, Gesellschaft und Wirtschaft sind wesentliche Einflussfaktoren des Ernährungsverhaltens. Das Ernährungshandeln eines Individuums ist somit eine Folge endogener und exogener Ursachen (Oltersdorf, 2008).

Des Weiteren weist das Ernährungsverhalten des Menschen unterschiedliche Intentionen auf: Ernährung (die Zufuhr von Energie und Nährstoffen zur physiologisch notwendigen Versorgung des Organismus), Genuss, Sucht oder sonstige Motive (Diehl, 1993, S. 68-97).

2.2 Theoretische Grundlagen

Das Ernährungsverhalten weist vielfältige Fachbereiche auf, die betrachtet und untersucht werden können. Hierbei wird zwischen den Wirtschaftswissenschaften, Sozialwissenschaften, Ökologie, Physiologie und Psychologie des Ernährungshandelns differenziert. Die einzelnen Sichtweisen der jeweiligen Fachbereiche können sich hierbei jedoch überschneiden. Für Beratungen in diesem Bereich ist ein grundlegendes Verständnis der Determinanten Physiologie, Psychologie und Sozialwissenschaften in Bezug auf das Ernährungsverhalten relevant.

2.2.1 Physiologische Determinanten

Aus physiologischer Sichtweise wird die Ernährung als Zufuhr von Nährstoffen, welche lediglich zur Aufrechterhaltung des Organismus und seiner Funktionen, aufgenommen wird, definiert (Definition-online, 2019). Hierbei wird das Verhalten von Regulationsmechanismen in der Regel angepasst, kann jedoch von äußeren Faktoren bzw. anderen Determinanten beeinflusst werden und ist dem darüber hinaus unterlegen.

2.2.2 Psychologische Determinanten

Unter diesem Gesichtspunkt lässt sich das Resultat, aus der psychischen Verarbeitung aller externen und internen Einflussfaktoren eines Individuums, verstehen. Emotionen, seien sie negativ oder positiv, können daher eine Auswirkung auf das Ernährungsverhalten haben. Dadurch wird das Hunger- und Sättigungsgefühl beeinflusst, wodurch ein erhöhter oder vermindertet Appetit oder eine veränderte Nährstoffkonstellation entsteht. Die bedeutsamsten kognitiven Faktoren sind Risikoeinschätzung (subjektive Einschätzung der gesundheitlichen Gefährdung durch Risikofaktoren), Wirksamkeitserwartung (die Überzeugung davon, dass die eigenen Kompetenzen und die Verhaltensveränderung zum erwarteten Erfolg führen) und Attributionen (die subjektive Zuschreibung der Problemursache) (Pietrowsky, 2006, S.181-182).

2.2.3 Soziokulturelle Determinanten

Aus soziokultureller Sicht sind Ernährung bzw. Essen lediglich eine kulturelle Erscheinung und Ergebnis eines kulturellen Prozesses. In dem Sinne wird die Nahrungszufuhr stets mit der Identitäts-/Subjektkonstitution in Verbindung gebracht (Paulitz & Winter, 2018, S. 1-18).

Die Art und Weise des Ernährungsverhaltens ist an den Normen und Werten einer Gesellschaft oder Einzelpersonen angelehnt. Demnach hat das individuelle Ernährungshandeln Auswirkungen auf die Zugehörigkeit oder Ablehnung bestimmter Gesellschafts- oder Personengruppen. Darüber hinaus lassen sich ebenso Unterschiede im Ernährungsverhalten verschiedener gesellschaftlicher Klassen feststellen. Neben der Ausrichtung an den sozialen Normen und Wertevorstellungen, orientieren sich viele Menschen ebenso an Modelllernen. So vergleichen sich beispielsweise übergewichtige Menschen in Bezug auf die Ernährung auch eher an anderen übergewichtigen Menschen (Pieter, 2018, S. 147). Ein weiterer fundamentaler Aspekt, hinsichtlich der sozialen Einflussfaktoren auf das Ernährungsverhalten, sind das Alter und das Geschlecht einer Person. Dabei legen Frauen laut einer Befragung Ende Dezember 2017, generell zu 8% mehr Wert darauf, dass ihre Ernährung gesund ist und 21% von ihnen essen täglich mehr Obst und Gemüse als Männer (Bundesministerium für Ernährung, 2017, S. 4 & 8).

Zudem beginnt die Mehrheit der Männer erst ab dem mittleren Lebensabschnitt sich mit ihrer Ernährung auseinanderzusetzen und auf ihr Ernährungsverhalten zu achten, wodurch vermehrte Risikofaktoren aufkommen konnten. Frauen hingegen entwickelten wahrscheinlich aufgrund ästhetischer Gründe bzw. Gesellschaftsideale, schon im frühen Alter ein Ernährungsbewusstsein.

2.3 Gesundheitsfördernde Ernährung

Eine gesundheitsfördernde Ernährung beschreibt die DGE als eine vollwertige, bedarfsgerechte Nahrungs- und Flüssigkeitszufuhr. Dabei sollte die Nährstoffverteilung ausgewogen zueinander sein. Zudem sollte eine gesundes Ernährungsverhalten zu keinem Makro- oder Mikronährstoffmangel führen (Deutsche Gesellschaft für Ernährung, 2019).

2.4 Präventions- und Interventionsprogramme zur Reduktion von Gesundheitsrisiken

An primärer Stelle steht hierbei die Förderung des Gesundheitsbewusstseins. Maßnahmen zur Gesundheitsförderung in Bezug auf die Ernährung werden hierbei in Primär- und Sekundärprävention unterschieden, spricht Prävention zur Vorbeugung von Krankheiten und Prävention zur Verringerung oder Eliminierung von gesundheitsschädigendem Ernährungsverhalten. Eine erfolgreiche Prävention in Bezug auf das Ernährungsverhalten findet statt, wenn hierbei die verschiedenen Determinanten adäquat beachtet werden und die Präventionsmaßnahmen an die entsprechenden Zielgruppen ausgerichtet ist (Bundesanstalt für Landwirtschaft und Ernährung, 2019).

Es ist zudem von Nöten eine frühzeitige Erziehung zum Thema Ernährung bei Kindern einzuleiten. Dies soll durch Bezugspersonen wie Eltern, Erzieher und Lehrer geschehen, um zukünftige Krankheiten, wie z. B. Adipositas, zu verhindern (Pietrowsky, 2006, S.189-190). Dazu bestehen bereits einige Förderprojekte an Kitas, Kindergärten und Schulen, darunter beispielsweise die „FIT KID – Die Gesund-Essen-Aktion für Kitas" (Bundesministerium für Ernährung und Landwirtschaft, 2019).

Weitere Präventions- und Interventionsmaßnahmen können zudem Ernährungsberatungen, Aufklärungskampagnen, oder Programme seitens der Krankenkasse, wie beispielsweise der „DGE-Kurs "ICH nehme ab" – Das Programm zum Abnehmen und Wohlfühlen" sein (Zentrale Prüfstelle Prävention, 2019).

2.5 Konsequenzen für eine gesundheitsorientierte Beratung

Unabhängig vom Alter der Klienten, sollte während einer Beratung zum Ernährungsverhalten, sowohl für Erwachsene, als auch für Kinder oder Jugendliche, die psychologischen Aspekte und Variablen streng in Betracht gezogen werden und in die Beratung bzw. Lösungs- und Methodenfindung eingebunden werden. Dabei lässt sich die größte Bedeutsamkeit den Punkten: Steigerung der Selbstwirksamkeits- und Ergebniserwartung, Integration des sozialen Umfeld (zur Unterstützung und Verstärkung der Veränderung), bessere Verfügbarkeit gesunder Lebensmittel, reduzierte Fixierung auf das Körperideal (bei adipösen) und letztlich eine adäquate Aufklärung in Bezug auf gesundheitsfördernder Ernährung als Grundlage der Verhaltensänderung, zusprechen (Pieter, 2018, S.148).

3 Beratungsgespräch zum Thema „Übergewicht"

3.1 Kundendaten

Im Folgenden wird eine gesundheitspsychologische Beratung anhand des Fallbeispiels 1 durchgeführt. Fallbeispiel 1 stellt Frau M., eine 30 Jahre alte Mutter von Kindern zwei (7 und 4 Jahre alt), die zwanzig Stunden in der Woche als Stadtverwaltung arbeitet, dar. Sie wiegt auf 172 cm 88 kg und ist mit der äußeren Erscheinung ihres Körpers unzufrieden, weshalb sie ihr Gewicht reduzieren möchte. Laut eigener Aussage hat sie seit der Geburt ihrer Kinder kaum Zeit und hörte seitdem auf, sich regelmäßig sportlich zu betätigen. Zudem ernährt sie sich unregelmäßig und unausgewogen.

3.2 Das Transtheoretische Modell (TTM)

Das Transtheoretische Modell, welches 1984 von Prochaska und DiClemente entwickelt wurde, unterteilt den Prozess der Verhaltensänderung in fünf, voneinander unabhängige Phasen oder Stufen, die jedoch nacheinander absolviert werden müssen, um eine erfolgreiche Verhaltensmusteränderung zu erzielen. Die Stufen, auch „Stages of Changes" genannt, sind: Absichtslosigkeit, Absichtsbildung, Vorbereitung, Handlung und Aufrechterhaltung. Trotz der Impraktikabilität des Überspringens einer Stufe, können die einzelnen Stufen mehrmals durchlaufen werden (Pieter, 2018, S.179, 180).

3.2.1 Einordnung in den Prozess der Verhaltensänderung

Frau M. befindet sich auf der zweiten Stufe des Transtheoretischen Modells, der Phase der Absichtsbildung. Die stärksten Indizien dafür sind, dass sie ein Veränderungsmotiv aufzeigt, ihr Wunsch nach einer Gewichtsreduktion, jedoch keinen unmittelbaren Handlungsentschluss getroffen hat, da sie stets gesunde Ernährung und Sport vernachlässigt. Daraus lässt sich schließen, dass eine Handlungsabwägung ihrerseits stattfindet, ihr die persönlichen Nachteile zu dem Zeitpunkt jedoch schwerwiegender erscheinen, als die Vorteile, die sie daraus ziehen könnte. Darüber hinaus ist ein Problembewusstsein ihrerseits vorhanden, das Wissen darüber, dass mangelnde sportliche Aktivität und unregelmäßige und unausgewogene Ernährung zum Übergewicht führen, welches ihre Einordnung in die zweite Phase des Transtheoretischen Modells untermauern lässt. Sie hat demnach die erste Phase, die Stufe der Absichtslosigkeit, überschritten, da sie keine Ignoranz gegenüber Informationen, die zur Selbstreflektion in Bezug auf ihr gesundheitsschädigenden Verhaltens führen, aufzeigt und befindet sich unmittelbar vor der dritten Phase, die Stufe der Vorbereitung, in der sie feste Absichten zur Handlung äußert.

3.2.2 Gesundheitspsychologische Ziele der Beratung

Das Ziel während der Intentions- und Zielbildungsphase der Beratung ist es, aus den verschiedenen Wünschen bzw. potentiellen Handlungszielen von Frau M. eines als handlungsleitende Zielintention zu erarbeiten. Demnach sollen aus unverbindlichen Wünschen, obligatorische Ziele werden. Dazu muss im ersten Gespräch die wahre, emotionale Motivlage ihrer Verhaltensänderung mithilfe gezielter Fragestellungen herausgearbeitet werden. Dabei soll das Einsetzen von Fragetechniken und die Aufklärung zum Beratungsthema seitens des Beraters, alleinig zur Anregung der Selbstreflexion der Klientin führen. Es soll erreicht werden, dass die Klientin, ein von sich selber ausgehendes, Bedürfnis verspürt, welches den Willen zur Veränderung bzw. den Bedarf nach einen gezielten Handlungsplan hervorruft, der nicht vom Berater suggeriert wird. Somit ist das erste gesundheitspsychologische Ziel der Beratung die Rubikon-Überschreitung (Pieter, 2018, S. 61). Nach Erreichen des ersten Ziels wird mithilfe eines Abwägungsprozesses die Wünschbarkeit und Realisierbarkeit der Wünsche gegenübergestellt. Dazu würden in der Praxis Vor- und Nachteile der einzelnen Wünsche formuliert, eine Kosten-Nutzen-Analyse aufgestellt und die möglichen Motive und Umstände in Bezug auf das Erreichen des Ziels abgewägt werden. Daraus soll sich die Intention ergeben, die zu einem Willensentschluss, welcher Voraussetzung für eine Willenshandlung ist, führt.

3.3 Rolle des Beraters

Der Berater fungiert im Prozess der Verhaltensänderung eines Klienten lediglich als Mentor, Unterstützer und Informationsgeber und niemals als entscheidungstreffende, anweisende Person. Die Aufgabe des Beraters ist es, den Klienten, mithilfe seines Fachwissens, eigene und individuelle Strategien zur Umsetzung der persönlichen Ziele zu verhelfen. Der Klient soll durch die Supervision des Beraters seine eigenen Werte, Normen und Maßstäbe finden, um diese anschließend mit dessen Unterstützung realisieren zu können. Demnach ist es von enormer Wichtigkeit, dass der Berater den Klienten mithilfe bestimmter Methoden und Techniken zum adäquaten Handlungsplan leitet, ihm jedoch keinen selbsterstellten Plan vorgibt.

3.4 Gesprächsverlauf am Fallbeispiel

Im Folgenden wird der Gesprächsverlauf der Beratung mit Frau M. und die dafür eingesetzten Werkzeuge und methodischen Vorgehensweisen dargestellt.

Vor dem vereinbarten Termin mit Frau M., werde ich mich als Rolle ihrer Beraterin mental, optisch und organisatorisch vorbereiten. Zu meiner Vorbereitung gehören: Überprüfen und Sicherstellen der eigenen Einstellung und Rolle als Berater und Problemlöser, ein adäquates in Kenntnis setzen über die vorliegenden Daten der Klientin, ein gepflegtes und sympathisches Auftreten und das Bereitlegen aller für die Beratung nötigen Materialien.

Frau M. betritt den Beratungsbereich meines Unternehmens.

Yen N.:	Schönen guten Morgen, Sie müssen Frau M. sein. Ich freue mich, dass Sie heute gekommen sind. Mein Name ist Yen Nguyen und ich bin Ihre Er-nährungsberaterin. (Handschütteln und Lächeln)
Frau M.:	Guten Tag, ja die bin ich. Schön Sie kennenzulernen. (lächelt)
Yen N.:	Sie können Ihre Sachen gerne aufhängen. Das Bad ist gleich um die Ecke, falls Sie es nutzen wollen.
Frau M.:	Danke sehr, dann weiß ich Bescheid.
Yen. N.:	Super, bitte nehmen Sie Platz. Möchten Sie etwas trinken? Eventuell Kaf-fee, Tee oder einfach nur Wasser? *(Nice-to-have-Faktoren)*
Frau M.:	Ein stilles Wasser wäre nett.
Yen N.:	Bitte sehr. *(legt das Wasserglas auf den Tisch)*
Frau M.:	Ich danke Ihnen.

Nach der ersten Kontaktaufnahme und Vorbereitung auf das Gespräch, setze ich mich Frau M. schräg gegenüber und lege die vorher zusammengestellten Materialien vor mir auf den Tisch. Während des folgenden Gesprächs mache ich mir zu allen wichtigen Punkten Notizen und achte neben meiner verbalen Kommunikation (Inhalt, Sprache) ebenso auf meine paraverbale (Tonfall) und nonverbale Kommunikation (Gestik, Mimik, Körperhaltung), damit der Aufbau einer positiven Beziehung zu meiner Klientin gelingt.

Yen N.:	Vorerst einmal – Wären Sie damit einverstanden, wenn wir uns duzen?
Frau M.:	Ja, natürlich! Durch das Siezen komme ich mir immer unglaublich alt vor *(lacht)*. Du kannst mich gerne Tatiana nennen.
Yen N.:	*(lacht)* Ach, quatsch! Schöner Name. Also Tatiana, ich freue mich, dass du deinen nächsten Schritt gewagt hast und dich dazu entschlossen hast, dein Ziel mit uns oder eher gesagt mit mir zu erreichen. *(Ermutigung des Vorhabens)* Tatiana, was führt dich heute zu uns? *(Offene Frage, Orien-tierungsfrage)*
Frau M.:	Naja, ich denke, dass es Zeit wird etwas an mir zu ändern. Meine Kinder sind jetzt endlich beide im Kindergarten- und Schulalter, weshalb ich nach langer Zeit wieder etwas Zeit für mich habe, gehe vormittags wieder arbeiten und würde eventuell sogar Sport vor der Arbeit einbauen können. Wie man unschwer erkennen kann, habe ich ein bisschen zu viel auf den Hüften, weshalb ich gerne abnehmen möchte. Um ehrlich zu sein, will ich einfach wieder in meine alten Abendkleider passen! Und diese Diäten

	funktionieren bei mir irgendwie nicht, obwohl ich schon unzählige ausprobiert habe.
Yen N.:	O.K., ich verstehe. Hast du denn auch schon Diäten bzw. bestimmte Ernährungsweisen ausprobiert, mit denen du einen Abnehmerfolg erzielen konntest? *(Ressourcen nutzen und Erhöhung der Selbstwirksamkeitserwartung für einen positiven Gesprächsanfang)*
Frau M.:	Oh ja, tatsächlich letztes Jahr. Da konnte ich mithilfe einer kleinen Ernährungsumstellung 3 kg abnehmen. Ich weiß, dass das nicht viel ist, zumindest bin ich jetzt aber von den 90 kg weg! Letzten Sommer haben mein Mann und ich nämlich den Entschluss getroffen, Wurst komplett aus unserem Kühlschrank zu verbannen und unseren Käsekonsum auch etwas einzuschränken. Ganz konnte ich jedoch noch nicht vom Käse trennen, der ist einfach zu lecker und macht irgendwie auch süchtig *(lacht)*. Und nun sitze ich hier, da es zu Anfang des Jahres wieder 1 kg mehr wurde.
Yen N.:	Ich Finde es wirklich klasse, dass du oder ihr euch aus Eigeninitiative dazu entschieden habt, eure Ernährung umzustellen! Und das dein Mann das Ganze mitmacht, ist ja auch nicht selbstverständlich. Unterstützt er dich generell bei der ganzen Sache? *(Zielerarbeitung mithilfe sozialer Unterstützung)*
Frau M.:	Ja, da habe ich echt Glück. Mein Mann und meine Kinder sind alle dazu entschlossen etwas an der Ernährung zu ändern. Die Kinder haben sogar Spaß daran. Unterstützung werde ich also von meiner gesamten Familie erhalten können.
Yen N.:	Fantastisch! Woran konnte es denn liegen, dass du trotz deines unterstützenden Umfelds, zu Beginn des Jahres zugenommen hast? *(Offene Frage, Problemfrage zur Selbstreflektion)*
Frau M.:	Naja, ich war einfach zu faul. Da ich sowieso keinen Zeitdruck in dieser Hinsicht habe, dachte ich mir jedes Mal: „Ach, du hast ja morgen Zeit. Morgen fang ich an.".
Yen N.:	Zeitdruck hast du in diesem Sinne nicht, da hast du Recht. Was würde jedoch deiner Meinung nach passieren, wenn du es weiterhin aufschieben würdest? *(Auswirkungsfrage zur Schaffung des Problembewusstseins)*
Frau M.:	Ich würde wieder zunehmen, eventuell sogar über 90 kg kommen und mich noch unwohler fühlen, als ich es jetzt schon tue. Und Ausgehen wäre dann auch keine Option mehr, weil ich in Kleidern und schicken Klamotten gar

	nicht mehr reinpassen würde. Ist es nicht auch so, dass mit dem Überge-wicht die Wahrscheinlich an Herzkreislauferkrankungen zu erkranken er-höht wird? Das wäre tatsächlich das Letzte, was mir noch fehlen würde.
Yen N.:	Das stimmt leider, Tatiana. Übergewicht kann durchaus zu vielen gesund-heitlichen Einschränkungen oder sogar Krankheiten führen. Was würde deiner Meinung nach passieren, wenn du jetzt *(Betonung)* die Chance er-greifst, etwas an deinem Verhalten zu verändern und das Ganze nicht mehr aufschiebst? *(Aufklärung über Risiken zur Verstärkung des Problembe-wusstseins, Offene Frage, Lösungsfrage)*
Frau M.:	Ich würde mich endlich wieder wohl fühlen und dadurch wahrscheinlich auch wieder mehr Lebensfreude haben und öfter mit Familie und Freunden ausgehen können.
Yen N.:	Tatiana, ich habe während des Gesprächs die Vor- und Nachteile deines Ziels aufgeschrieben, lies dir das bitte in Ruhe durch. *(Frau M. liest alles durch)* Wie fühlst du dich dabei, wenn du das alles nochmal liest?

Tab. 2: Kosten-Nutzen-Analyse am Fallbeispiel, Thema Ernährung (eigene Darstellung, 2019)

Vorteile	Nachteile
→ Besseres Wohlbefinden → Schönere Figur → Mehr Lebensfreude → Möglichkeit öfter auszugehen → Gesteigertes Selbstbewusstsein → Geringeres Krankheitsrisiko	→ Einschränkung in der Ernährung bzw. teilweise Verzicht auf Leckeres → mühsam

Frau M.:	Es ist erstaunlich wie viel mehr Vorteile sich daraus ziehen. Das war mir tatsächlich noch nie so richtig bewusst. Es spricht alles für eine Ernäh-rungsumstellung. Ich meine, ich habe es schon Mal geschafft, mit deiner fachlichen Unterstützung kann es mir ja nur noch vollkommen gelingen.
Yen N.:	Unterstützung ist das richtige Wort, denn das was wir vorher besprochen haben, kam alles von dir! Du hast dir gerade selbst geholfen und dein Ziel erkannt. *(steigern der Selbstwirksamkeitserwartung)* Weißt du denn schon, welchen ersten Handlungsschritt du eventuell mit deiner gesamten Familie vornehmen wirst?

Frau M.:	Ich danke dir, Yen! Also, ich denke mal, dass wir klein anfangen sollten. Vielleicht erstmal gemeinsam rausfinden, welche gesunden Gerichte uns allen gefallen. Dann kann ich die sofort nachkochen. Danach würden wir Schritt für Schritt all das ungesunde Zeug Zuhause ausmisten oder ersetzen. Dann schaffe ich es vielleicht sogar in den nächsten vier Monaten ca. 10-15 kg abzunehmen, pünktlich zum Sommerurlaub.
Yen N.:	Ja, sehr schön. Das hört sich doch nach einem guten und realistischen Ziel an. Dann müssen wir das ganze jetzt nur noch einmal als Handlungsplan formulieren und aufschreiben.
Frau M.:	Ich werde ab heute jeden Tag die Methoden zur Ernährungsumstellung anwenden, die mir heute beigebracht wurden. Zudem werde ich jeden Mittwoch von 08:00 – 09:00 Uhr zur Ernährungsberatung mit Frau Nguyen gehen, um meinen Fortschritt mitteilen zu können oder eventuell Veränderungen vorzunehmen, damit mein Handlungsplan so optimal wie möglich bleibt. Damit werde ich in vier Monaten mindestens 10 kg abnehmen und meine Wohlfühlfigur zum Sommerurlaub erreichen. *(Zielformulierung anhand der SMART Formel: spezifisch, realistisch messbar, attraktiv und terminiert)*
Yen N.:	Liebe Tatiana, das hast du toll formuliert. Ich werde dir jetzt einen Bilderrahmen, wo du den Zettel inklusive der Kontrolltabelle und einen Non-Permanent-Marker mitgeben- Damit hast du dein Ziel täglich vor Augen, wirst eine gewisse Selbstkontrolle, durch das Abhaken erreichter Ziele, durchführen können und deine gesamte Familie wird beim Vorbeigehen des Bilderrahmen wieder an deinen Handlungsplan erinnert. Ich freue mich auf die nächsten Stunden mit dir, es war schön dich kennengelernt zu haben. Ich wünsche dir viel Erfolg!

4 Literaturverzeichnis

Bundesanstalt für Landwirtschaft und Ernährung. *Gesunde Ernährung.* Zugriff am 24.03.2019. Verfügbar unter https://www.dge.de/ernaehrungspraxis/vollwertige-ernaehrung/

Bundesministerium für Ernährung und Landwirtschaft. *Gesunde Ernährung in KiTas nach Qualitätsstandards.* Zugriff am 24.03.2019. Verfügbar unter https://www.bmel.de/DE/Ernaehrung/GesundeErnaehrung/KitaSchule/_Texte/QualitaetsstandardsKindertageseinrichtungen.html

Definition-Online. *Definition Ernährung.* Zugriff am 22.03.2019. Verfügbar unter https://definition-online.de/ernaehrung/

Deutsche Gesellschaft für Ernährung. *Vollwertige Ernährung.* Zugriff am 24.03.2019. Verfügbar unter https://www.dge.de/ernaehrungspraxis/vollwertige-ernaehrung/

Diehl, J. M. (1993). Ernährungspsychologie. In T. Kutsch (Hrsg.). *Ernährungsforschung* (S.68-97). Darmstadt: Wissenschaftliche Buchgesellschaft.

Paulitz, T. & Winter, M. (2018, S. 1-18) *Handbuch Kultursoziologie – Ernährung aus Kultursoziologischer Perspektive.*

Pieter, A. (2018). *Studienbrief Psychologie des Gesundheitsverhaltens* [rev.19.031.000]. Saarbrücken: Deutsche Hochschule für Prävention und Gesundheitsmanagement.

Pietrowsky, R. (2006). Ernährung. *Gesundheitspsychologie.* Heidelberg: Springer Medizin.

Warner, L. (2014). *Dorsch – Lexikon der Psychologie* (18. Aufl.). Bern: Verlag Hogrefe Verlag.

Zentrale Prüfstelle Prävention. *DGE-Kurs "ICH nehme ab" – Das Programm zum Abnehmen und Wohlfühlen".* Zugriff am 22.03.2019. Verfügbar unter https://aokrh.zentrale-

pruefstelle-praevention.de/kurse/details.php?kurs=zpp-1000354&searchdata%5bse-
arch%5d=1&searchdata%5bplz_ort%5d=hamburg&search-
data%5bmaxdistance%5d=10&searchdata%5bid_handlungsfeld%5d=2

5 Abbildungs- und Tabellenverzeichnis

5.1 Abbildungsverzeichnis

Abb.1: Auswertung des Fragebogens zur spezifischen Selbstwirksamkeitserwartung zum Thema „gesunde Ernährung" (eigene Darstellung, 2019).........................S.4

5.2 Tabellenverzeichnis

Tab.1: Wissenschaftliche Studien zum Thema „Selbstwirksamkeitserwartung" (eigene Darstellung, 2019)...S.5-7

Tab. 2: Kosten-Nutzen-Analyse am Fallbeispiel, Thema Ernährung (eigene Darstellung, 2019)..S. 16

BEI GRIN MACHT SICH IHR WISSEN BEZAHLT

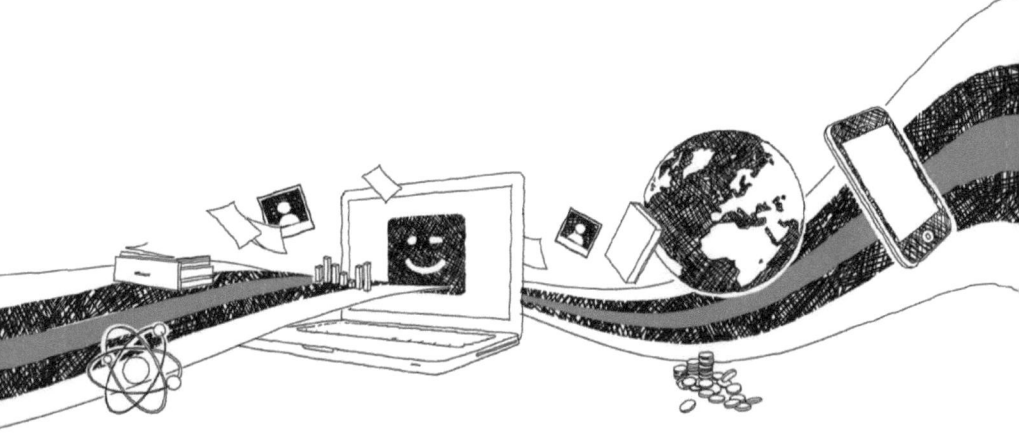

- Wir veröffentlichen Ihre Hausarbeit,
  Bachelor- und Masterarbeit

- Ihr eigenes eBook und Buch -
  weltweit in allen wichtigen Shops

- Verdienen Sie an jedem Verkauf

Jetzt bei www.GRIN.com hochladen und kostenlos publizieren

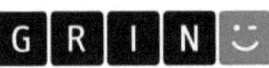